AF268031

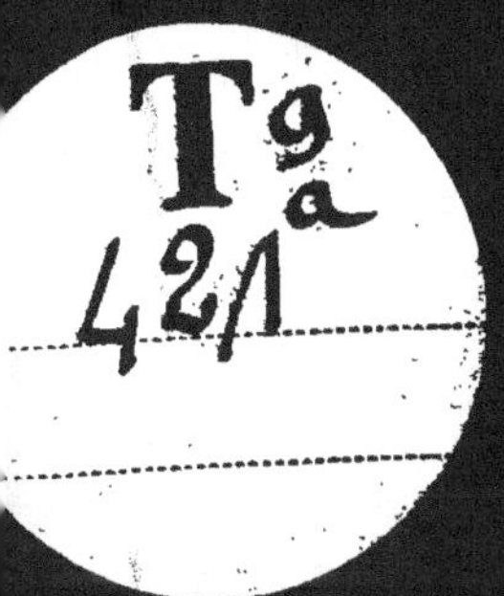
T9a
421

Dʳ J. BOUGLÉ

PROSECTEUR À LA FACULTÉ DE MÉDECINE DE PARIS

LE CORPS HUMAIN

EN GRANDEUR NATURELLE

PLANCHES COLORIÉES ET SUPERPOSÉES

AVEC TEXTE EXPLICATIF

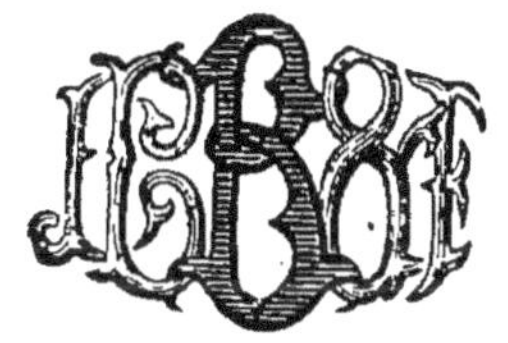

PARIS

LIBRAIRIE J.-B. BAILLIÈRE ET FILS

19, rue Hautefeuille, près du Boulevard Saint-Germain

1899

Tous droits réservés.

AVANT-PROPOS

En présence de la pénurie des sujets, qui rend de plus en plus difficile l'étude pratique de l'anatomie dans les amphithéâtres des Facultés et des Écoles de médecine, nous avons pensé faire œuvre utile en mettant à la portée du public français des planches anatomiques représentant *le Corps humain*, en grandeur naturelle, publiées originairement en Allemagne.

Nous avons bon espoir que les étudiants pourront se servir de ces planches pour compléter leur instruction anatomique; ils auront ainsi constamment, sous les yeux, les détails, qui auraient pu leur échapper, après leurs études de dissection, que les nécessités de l'enseignement forcent à abréger.

Nous nous sommes adressés, pour la publication de cette édition française, à M. Bouglé, prosecteur à la Faculté de médecine de Paris, qui, avec ses connaissances des besoins de l'enseignement, pouvait apprécier l'intérêt que présentaient ces planches.

Une attention toute spéciale a été donnée à la *Myologie*, qui présente tant de difficultés pour le débutant. Deux planches (Planches I et II) lui ont été réservées, et sur chacune de ces planches, la couche musculaire superficielle a été supposée enlevée d'un côté, comme par la dissection, de façon à montrer la couche musculaire profonde.

La planche V (*Splanchnologie*) rappellera d'une manière précise, à l'élève, les rapports des différents viscères, tout en lui signalant quelques détails de la structure.

M. BOUGLÉ a apporté aux planches originales un certain nombre de corrections, qui les rendent plus vraies, plus exactes et par cela même plus utiles.

Cet Atlas, collé sur carton, peut être facilement suspendu dans une salle de dissection ou dans un cabinet de travail.

Se pliant facilement, il peut aussi devenir portatif.

Il rendra service à tous ceux qui, éloignés des amphithéâtres d'anatomie, désirent vérifier un détail dont le souvenir leur a échappé.

J.-B. BAILLIÈRE ET FILS.

LE CORPS HUMAIN

MUSCLES DE LA FACE ANTÉRIEURE DU CORPS.

*(A droite, les muscles superficiels ont été détachés, pour laisser
à découvert la couche musculaire profonde).*

1. Aponévrose épicrânienne.
2. Muscle frontal.
3. Muscle temporal.
4. Muscle sourcilier.
5. M. orbiculaire des paupières.
6. M. auriculaire antérieur.
7. Muscle tranverse du nez.
8. Muscle élévateur commun profond de l'aile du nez et de la lèvre supérieure.
9. Muscle élévateur commun superficiel de l'aile du nez et de la lèvre supérieure.
10. Muscle petit zygomatique.
11. Muscle grand zygomatique.
12. Muscle canin.
13. Muscle buccinateur.
14. M. orbiculaire des lèvres.
15. M. triangulaire des lèvres.
16. Carré du menton.
17. M. de la houppe du menton.
18. Muscle masséter.
19. M. sterno-cléido-mastoïdien.
20. Muscle sterno-hyoïdien.
21. Muscle omo-hyoïdien.
22. Muscle scalène antérieur.
23. Muscle scalène postérieur.
24. Muscle angulaire de l'omoplate.
25. Muscle trapèze.
26. Muscle sous-clavier.
27. Muscle petit pectoral.
28. Muscle grand dentelé.
29. Muscle grand oblique de l'abdomen.
30. Ligne blanche.
31. Muscle grand droit de l'abdomen avec ses intersections aponévrotiques.
32. Muscle petit oblique de l'abdomen.
33. Arcade crurale.
34. Pilier externe de l'anneau inguinal superficiel.
35. Pilier interne de l'anneau inguinal superficiel.
36. Anneau inguinal superficiel.
37. Anneau inguinal profond.
38. Muscle grand pectoral.
39. Muscle deltoïde.
40. Muscle coraco-brachial.
41. Courte portion du biceps brachial.
42. Longue portion du biceps brachial.
43. Muscle biceps brachial.
44. Muscle sous-scapulaire.
45. Muscle brachial antérieur.

46. Muscle triceps brachial.
47. Muscle rond pronateur.
48. Muscle long supinateur.
49. Muscle grand palmaire.
50. Muscle petit palmaire.
51. Muscle cubital antérieur.
52. Muscle fléchisseur commun superficiel des doigts.
52'. Muscle fléchisseur commun profond des doigts.
53. Muscle long fléchisseur propre du pouce.
54. M. court abducteur du pouce.
55. Muscle palmaire cutané.
56. Muscle adducteur du pouce.
57. Muscles lombricaux.
58. Muscle abducteur du petit doigt.
59. Faisceaux entrecroisés de la gaine fibreuse des doigts.
60. Gaine fibreuse des doigts.
61. Muscle carré pronateur.
62. Muscle interosseux.
63. M. tenseur du fascia lata.
64. Muscle moyen fessier.
65 et 66. Muscle psoas iliaque.

67. Muscle pectiné.
68. Muscle couturier.
69. Muscle moyen adducteur.
70. Muscle droit antérieur de la cuisse.
71. Tendon rotulien.
72. Muscle vaste interne.
73. Muscle crural.
74. Muscle vaste externe.
75. Muscle droit interne.
76. Muscle grand adducteur.
77. Muscle jambier antérieur (1).
78. Muscle extenseur propre du gros orteil.
79. Muscle extenseur commun des orteils.
80. Muscle péronier antérieur.
81. Muscles péroniers latéraux.
82. Muscle jumeau interne.
83. Muscle soléaire.
84. Faisceau interne du muscle pédieux.
85. Muscle pédieux.

(1) C'est par erreur que sur la jambe gauche le tendon du jambier antérieur porte le n° 78.

MUSCLES DE LA FACE POSTÉRIEURE DU CORPS.

Sur la planche II de même que sur la pl. I, les muscles de la couche superficielle sont supprimés à droite pour montrer la couche musculaire profonde.

Une portion de la boîte crânienne a été enlevée pour laisser voir la situation du cerveau dans le crâne.

1. Dure-mère crânienne.
2. Lobe occipital droit.
3. Cervelet.
4. M. sterno-cléido-mastoïdien.
5. Muscle splénius de la tête et du cou.
6. Muscle trapèze.
7. M. angulaire de l'omoplate.
8. Muscle petit rhomboïde.
9. Muscle grand rhomboïde.
10. Muscle grand dorsal.
11. M. petit dentelé inférieur.
12. Muscle grand dentelé.
13. Muscle intercostal externe.
14. Muscles de la masse sacro-lombaire.
15. Muscle grand oblique de l'abdomen.
16. Muscle petit oblique de l'abdomen.
17. Muscle sus-épineux.
18. Muscle sous-épineux.
19. Muscle petit rond.
20. Muscle deltoïde.
21. Muscle triceps brachial.
22. Longue portion du triceps brachial.
23. Muscle vaste externe.
24. Muscle vaste interne.
25. Muscle anconé.
26. Muscle brachial antérieur.
27. Muscle long supinateur.
28. Muscle extenseur commun des doigts.
29. Muscle cubital postérieur.
30. Tendons des muscles radiaux externes.
31. Muscle court extenseur du pouce.
32. M. long abducteur du pouce.
33. M. long extenseur du pouce.
34. Muscle fléchisseur commun profond des doigts.
35. M. court supinateur.
36. Muscle extenseur propre de l'index.
37. Muscles radiaux externes.
38. Muscle cubital antérieur.
39. M. interosseux dorsaux.
40. Muscle adducteur du pouce.
41. Tendon du muscle extenseur commun des doigts.
42. Muscle grand fessier.
43. Muscle moyen fessier.

BIBLIOTHÈQUE

44. Muscle pyramidal.
45. Muscle jumeau supérieur.
46. Muscle obturateur interne.
47. Muscle jumeau inférieur.
48. Muscle obturateur externe.
49. Muscle carré crural.
50. Longue portion du biceps crural.
51. (*Numéro placé par erreur*).
52. Courte portion du biceps crural.
53. Muscle demi-tendineux.
54. Muscle demi-membraneux.
55. Muscle grand adducteur.
56. Muscle droit interne.
57. Muscle couturier.
58. Muscle vaste externe.
59. Muscle poplité.
60. Muscle triceps sural.
61. Muscle jumeau externe.
62. Muscle jumeau interne.
63. Muscle plantaire grêle.
64. Tendon du plantaire grêle.
65. Tendon d'Achille.
66. Muscle soléaire.
67. M. long péronier latéral.
68. M. court péronier latéral.
69. Muscle long fléchisseur propre du gros orteil.
70. Muscle jambier postérieur.
71. Muscle long fléchisseur commun des orteils.

PLANCHE III

APPAREIL CIRCULATOIRE.

Les artères sont colorées en rouge; les veines en bleu.

1. Ventricule gauche.
2. Ventricule droit.
3. Oreillette droite.
4. Auricule droite.
5. Auricule gauche.
6. Aorte ascendante.
7. Crosse aortique.
8. Aorte abdominale.
9. Artère pulmonaire.
10. Veine cave supérieure.
11. Veine cave inférieure.
12. Tronc brachio-céphalique artériel.
13. Carotide primitive.
14. Artère faciale.
15. } A. temporale superficielle.
16. }
17. Artère sous-clavière.
18. Artère axillaire.
19. Artère humérale.
20. Artère radiale.
21. Artère cubitale.
22. Artère interosseuse.
23. Artère diaphragmatique inférieure.
24. Tronc cœliaque.
25. A. mésentérique supérieure.
26. Artère rénale.
27. Artère spermatique.
28. A. mésentérique inférieure.
29 (1). Artère iliaque primitive.
30. Artère fémorale.
31. Artère fémorale profonde.
32. Artère hypogastrique ou iliaque interne.
33. Artère fémorale.
34. Artère tibiale antérieure.
35. Artère récurrente tibiale antérieure.
36. Artère pédieuse.
37. Artère dorsale du tarse.
38. Artère malléolaire interne.
39. Artère malléolaire externe.
39 (2). Tronc veineux brachiocéphalique.
40. Veine jugulaire interne.
41. Veine jugulaire externe.
42. Veine sous-clavière.
43. Veine axillaire.
44. Veine céphalique au bras et

(1) Le n° 29 a été placé, sur le côté gauche du sujet au niveau de la bifurcation de l'artère iliaque primitive; à droite, il a été mis plus bas et correspond à l'artère iliaque externe.

(2) Le n° 39 a été répété 2 fois par erreur; il sert à la fois à désigner une artère du pied et un gros tronc veineux de la base du cou.

veine radiale à l'avant-bras.
45. Veine cubitale à l'avant-bras et veine basilique au bras.
46. Veine médiane céphalique.
47. Veines sus-hépatiques.
48. Veine rénale.
49. Veines spermatiques.
50. Veine iliaque primitive.
51. Veine iliaque interne.
52. Veine iliaque externe.
53. Veine fémorale.
54. (*Numéro mis par erreur*).
55. Canal nasal, sac lacrymal et conduits lacrymaux.
56. Trachée.
57. Diaphragme.
58. Rein droit.
59. Rein gauche.
60. Rectum.
61. Vessie.

Planche IV

SYSTÈME NERVEUX CENTRAL ET PÉRIPHÉRIQUE.

1. Hémisphère cérébral droit.
2. Hémisphère cérébral gauche.
3. Sinus veineux longitudinal supérieur.
4. Corps calleux.
5. Couche optique.
6. Glande pinéale.
7. Trigone cérébral.
8. Pied de la circonvolution de l'hippocampe.
9. Corps strié.
10. Pont de Varole.
11. Nerf trijumeau.
12. N. moteur oculaire externe.
13. Nerf facial auditif.
14. Nerfs glosso-pharyngien, pneumogastrique et spinal.
15. Racines médullaires du spinal.
16. Tronc du pneumogastrique.
17. Bulbe.
18. Moelle cervicale.
19. Moelle dorsale.
20. Cône terminal de la moelle.
21. Queue de cheval.
22. Filum terminale.
23. Premier nerf cervical.
24. Huitième nerf cervical.
25. Plexus cervical.
26. Plexus brachial.
27. Premier nerf thoracique.
28. Douzième nerf thoracique.
29. Nerfs intercostaux.
30. Premier nerf lombaire.
31. Cinquième nerf lombaire.
32. Plexus lombaire.
33. Nerf crural.
34. Nerf grand abdomino-génital.
35. Nerf petit abdomino-génital.
36 (1). Nerf fémoro-cutané.
37. Nerf obturateur.
38. Premier nerf sacré.
39. Cinquième nerf sacré.
40. Plexus sacré.
41. Nerf coccygien.
42. Cordon du grand sympathique.
43. Ganglion cervical supérieur.
44. Ganglion cervical inférieur.
45. Ganglions thoraciques.
46. Ganglions lombaires.
47. Ganglions sacrés.
48. Ganglion coccygien.
49. Anastomose des deux chaînes sympathiques.
50. Nerf sciatique.
51. Nerf génito-crural (?).
52. Nerf saphène interne.
53. N. musculo-cutané externe.

(1) Les nerfs nᵒˢ 35 et 36 sont représentés d'un volume trop considérable.

54. Branches du musculo-cutané externe.
55. N. du quadriceps fémoral.
56. Nerf musculo-cutané. (Branche du sciatique poplité externe) (*côté gauche*).
57. Branches pédieuses du musculo-cutané (*côté gauche*).
58. Veines dorsales superficielles du pied.
59. Branche cutanée péronière.
60. N. sciatique poplité externe.
61 et 62. Branches du musculo-cutané (*côté droit*).
63. Nerf médian.
64. Nerf cubital.
65. Nerf radial.
66. Branche postérieure musculaire du nerf radial.
67. Branche antérieure du nerf radial.
68. N. musculo-cutané du bras.
69. Branches sus-claviculaires du plexus cervical superficiel.
70. Rameaux cutanés du nerf circonflexe.
71. Rameaux brachiaux des nerfs intercostaux.
72. N. brachial cutané externe;
73. N. brachial cutané interne.
74. Branches du nerf musculo-cutané.
75. Branches du nerf radial.
76. Rameaux digitaux palmaires.

PLANCHE V

SQUELETTE ET SPLANCHNOLOGIE.

I. Squelette.

1. Os frontal.
2. Os pariétal.
3. Grande aile du sphénoïde.
4. Os temporal.
5. Os malaire.
6. Maxillaire supérieur.
7. Os nasaux.
8. Maxillaire inférieur.
9. Glabelle.
10. Arcade zygomatique.
11. Branche montante du maxillaire supérieur,
12. Apophyse pyramidale du maxillaire supérieur.
13. Fosses nasales.
14. Apophyse mastoïde.
15. 7e vertèbre cervicale.
16. 1re vertèbre dorsale.
17. 12e vertèbre dorsale.
18. 1re vertèbre lombaire.
19. 5e vertèbre lombaire.
20. Sacrum.
21. Coccyx.
22. Apophyse transverse de la 6e vertèbre cervicale.
23. Disques intervertébraux.
24. Première côte.
25. Septième côte.
26. Douzième côte.
27. Muscle intercostaux.

28. Clavicule.
29. Omoplate.
30. Acromion.
31. Apophyse coracoïde.
32. Humérus.
33. Tête humérale.
34. Col anatomique de l'humérus.
35. Grosse tubérosité de l'extrémité supérieure de l'humérus.
36. Trochlée humérale.
37. Épitrochlée.
38. Épicondyle.
39. Cubitus.
40. Apophyse coronoïde.
41. Tête cubitale.
42. Radius.
43. Tête radiale.
44. Apophyse styloïde du radius.
45. Scaphoïde.
46. Semi-lunaire.
47. Pyramidal.
48. Pisiforme.
49. Trapèze.
50. Trapézoïde.
51. Grand os.
52. Os crochu.

Os du carpe.

53. Métacarpien.
54. Première phalange
55. Phalangine.

56. Phalangette.
57. Corps sternal.
58. Poignée sternale.
59. Appendice xiphoïde.
60. Cartilages costaux.
61. Os iliaque.
62. Ischion.
63. Pubis.
64. Promontoire.
65. Trous sacrés antérieurs.
66. Articulation sacro-iliaque.
67. Crête iliaque.
68. Épine iliaque antérieure et supérieure.
69. Épine iliaque antérieure et inférieure.
70. Trou sous-pubien.
71. Branche horizontale du pubis.
72. Branche ascendante du pubis.
73. Symphyse pubienne.
74. Branche ischio-pubienne.
75. Branche descendante de l'ischion.
76. Fémur.
77. Tête du fémur.
78. Col du fémur.
79. Grand trochanter.
80. Petit trochanter.
81. Condyle externe du fémur.
82. Condyle interne du fémur.
83. Tibia.
84. Tubérosité interne du tibia.
85. Tubérosité externe du tibia.
86. Tubérosité antérieure du tibia.
87. Malléole interne.
88. Péroné.
89. Tête du péroné.

90. Malléole externe.
91. Astragale.
92. Calcanéum.
93. Scaphoïde.
94. Premier cunéiforme.
95. Deuxième cunéiforme.
96. Troisième cunéiforme.
97. Cuboïde.
98. Métatarse.
99. Première phalange des orteils.
100. Deuxième phalange des orteils.
101. Troisième phalange des orteils.

II. Splanchnologie.

102. Larynx.
103. Trachée.
104. Bronche gauche.
105. Bronche droite.
106. Ramifications bronchiques.
107. Branches des artères et veines pulmonaires.
108. Lobule pulmonaire.
109. Poumon droit.
110. Poumon gauche.
111. Ventricule gauche du cœur.
112. Ventricule droit du cœur.
113. Oreillette droite.
114. Oreillette gauche.
115. Endocarde du ventricule gauche.
116. Endocarde du ventricule droit.
117. Endocarde de l'oreillette droite.
118. Auricule gauche.
119. Aorte.
120. Artère pulmonaire.

121. Veine cave supérieure.
122. Veine cave inférieure.
123. Pharynx.
124. OEsophage.
125. Estomac.
126. Cavité de l'estomac.
127. Cardia.
128. Pylore.
129. Rate.
130. Pancréas.
131. Canal pancréatique ou de Wirsung.
132. Duodénum.
133. Cavité du duodénum.
134. Intestin grêle.
135. Cæcum.
136. Appendice cæcal.
137. Côlon ascendant.
138. Côlon transverse.
139. Côlon descendant.
140. Bande musculaire antérieure du côlon.
141. Anse sigmoïde.
142. Rectum.
143. Foie.
144. Lobe droit du foie.
145. Lobe de Spiegel.
146. Lobe gauche du foie.
147. Lobe carré.
148. Vésicule biliaire.
149. Canal cystique.
150. Canal cholédoque.
151. Diaphragme.
152. Rein droit,
153. Rein gauche.
154. Pyramide du rein.
155. Calice du rein.
156. Bassinet.
157. Uretère.
158. Muscle psoas iliaque.
159. Vessie.
160. Cavité vésicale.
161. Orifice vésical de l'uretère.
162. Orifice vésical de l'urètre.

ORGANES GÉNITAUX DE L'HOMME.

Addenda aux planches I et II.

163. Région pubienne.
164. Section transversale de la verge.
165. Veine dorsale de la verge.
166. Artère dorsale de la verge.
167. Enveloppe fibreuse des corps caverneux.
168. Cloison des corps caverneux.
169. Corps caverneux.
170. Canal urétral.
171. Corps spongieux de l'urètre.
172. Scrotum.
173. Raphé scrotal.
174. Crémaster.
175. Tunique fibreuse commune.
176. Tunique vaginale.
177. Testicule.
178. Épididyme.

Addenda à la planche III.

179. Artère spermatique et plexus veineux.
180. Cordon spermatique.
181. Ligament suspenseur de la verge.
182. Veine dorsale de la verge.

Addenda à la planche IV.

183. Rameaux génitaux du nerf abdomino-génital.
184. Nerfs dorsaux de la verge.

Addenda à la planche V.

185. Utricule prostatique.
186. Prostate.
187. Face postérieure de la vessie.
188. (*Numéro mis par erreur*).
189. Canal déférent.
190. Conduit éjaculateur.
191. Vésicule séminale.
192. Verge.
193. Prépuce.
194. Gland.
195. Méat urétral.
196. Canal urétral.
197. Cul-de-sac du bulbe.
198. Corps spongieux de l'urètre.
199. Corps caverneux de la verge.

3075-98. — CORBEIL. Imprimerie ED. CRÉTÉ.

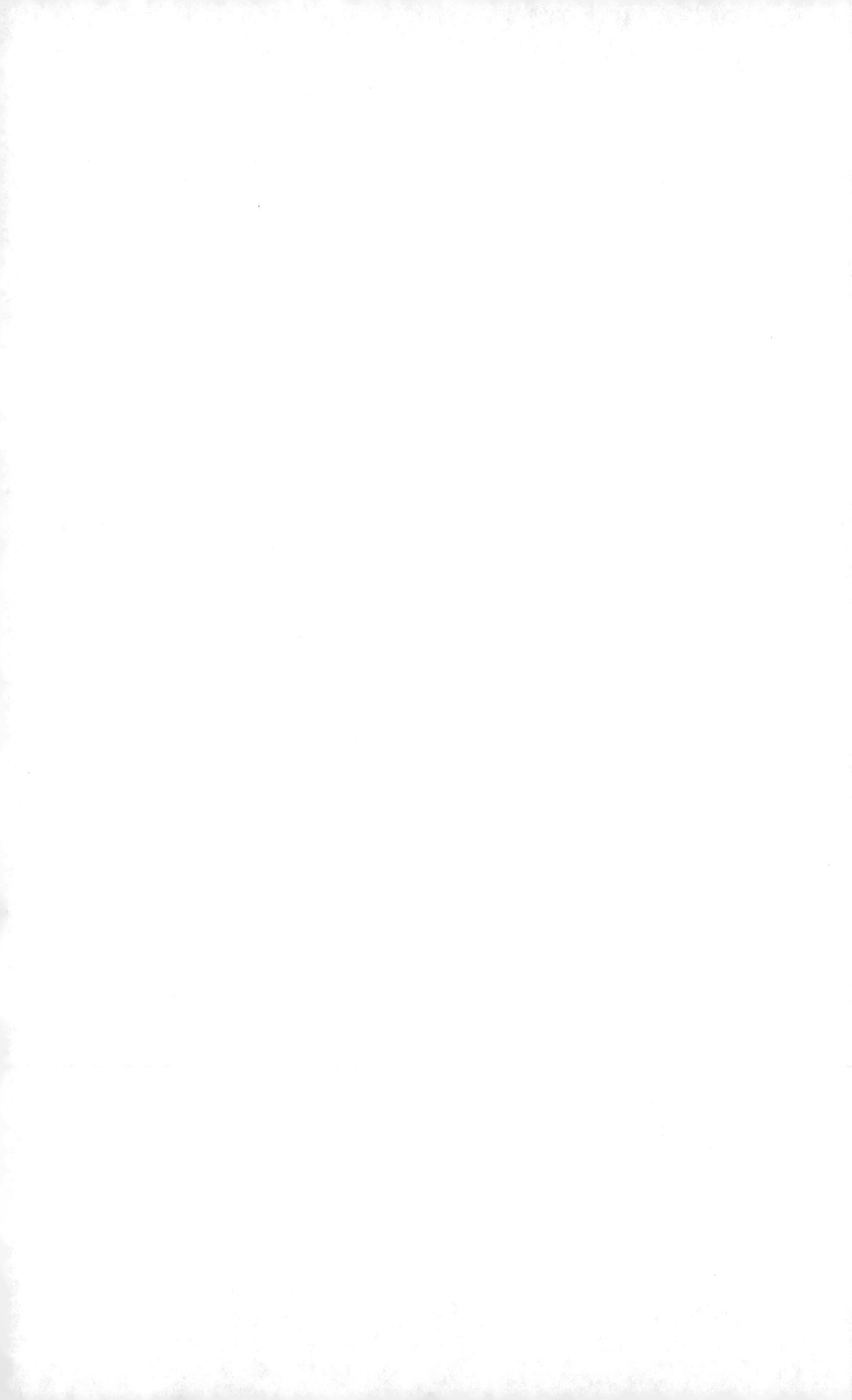

www.ingramcontent.com/pod-product-compliance
Lightning Source LLC
Chambersburg PA
CBHW061201050726
47594CB00008B/3519